DES

LOCALISATIONS THORACIQUES

DE LA GRIPPE

LA PNEUMOPATHIE GRIPPALE

PAR

LE Dʀ CAUBET

Professeur de Clinique médicale à la Faculté de Toulouse.

TOULOUSE

IMPRIMERIE MARQUÉS & Cⁱᵉ

22, BOULEVARD DE STRASBOURG, 22

—

1895 .

DES

LOCALISATIONS THORACIQUES

DE LA GRIPPE

LA PNEUMOPATHIE GRIPPALE

PAR

LE DR CAUBET

Professeur de Clinique médicale à la Faculté de Toulouse.

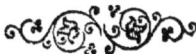

TOULOUSE

IMPRIMERIE MARQUÉS & Cie

22, BOULEVARD DE STRASBOURG, 22

—

1895

DES LOCALISATIONS THORACIQUES DE LA GRIPPE

LA PNEUMOPATHIE GRIPPALE

Pendant l'été 1893-1894, notre enseignement clinique a eu pour objet les manifestations et complications thoraciques de la grippe. L'épidémie sévère de l'hiver correspondant avait amené dans nos salles un grand nombre de cas ; ils ont constitué une série graduée et continue, allant de la congestion banale du pharynx et de la trachée jusqu'aux broncho-pneumonies infectieuses les plus graves.

Je détache de cet ensemble un groupe d'observations se rapportant à des maladies dont l'allure clinique et la symptomatologie m'ont paru singulières et rares, quoique relevées chez plusieurs sujets, caractérisées par des associations inattendues de signes physiques, par un syndrome disparate bien que assez constant et provenant, sans doute, d'associations microbiennes grippales, de symbioses rationnellement présumées, mais dont la pathogénèse n'a pas été expérimentalement démontrée jusqu'ici.

Il s'agit d'affections thoraciques, cliniquement imprécises, qui confinent, en empiétant, à l'ancienne fluxion de poitrine, à la congestion primitive de Woillez, à la spléno-pneumonie de Grancher, dont Rendu a fait des pneumonies abortives, que Grasset a récemment décrites sous le titre de pneumococcie thoracique atténuée, et qui me semblent être simplement de la grippe thoracique, une pneumopathie grippale.

Après avoir mis en valeur la symptomatologie et l'évolution de ces affections, nous verrons s'il est possible de tirer des faits — comme déduction — une probabilité clinique, à défaut de la certitude scientifique, que les recherches bactériologiques n'ont pas encore apportée.

D'abord, une distinction est à faire, et des catégories sont à établir dans la série des observations qui suivent :

Un premier groupe de faits est relatif à des congestions thoraciques, avec manifestations pulmonaires, soit isolées, soit associées à des manifestations pleurales : ce sont des congestions à forme de pneumonie, de spléno-pneumonie, ou à forme de pleurésie. (Obs. I à VIII).

Dans un second groupe, sont des congestions avec foyer pneumonique manifeste, de pneumonie à noyau limité, dans une masse de congestion pulmonaire et faisant corps avec celle-ci (Obs. IX à XII); des congestions à forme de pneumonie anormale, les unes évoluant sans signes physiques propres; d'autres présentant les signes classiques du syndrome pneumonique, mais sans accompagnement de troubles fonctionnels (ni dyspnée, ni expectoration) (Obs. XIII-XIV); d'autres, enfin, caractérisées par des lésions anatomiques macroscopiques et microscopiques imprévues (Obs. XV).

I

Congestion pneumo-pleurale.

OBSERVATION I [1]

P... R..., 21 ans, emballeur. Entré le 13 janvier 1894, salle Notre-Dame, n° 8.

Antécédents héréditaires. — Père vivant. Mère morte à 29 ans de tuberculose pulmonaire; cinq frères ou sœurs morts en bas âge (méningite?); une sœur, 20 ans, bien portante.

Antécédents personnels. -- Pas de maladie de l'enfance ; à

---

(1) Recueillie par M. Baylac, interne du service.

10 ans, teigne pour laquelle il a été traité à l'Hôtel-Dieu, calvitie presque absolue, à la suite. D'abord, pêcheur de sable, puis, emballeur, P... n'a jamais été malade, n'a jamais toussé ; pas d'alcoolisme, ni de syphilis.

État actuel. — Le 28 janvier, P... est pris subitement d'un frisson violent qui a persisté vingt-quatre heures, et pour lequel il prend le lit ; en même temps, point de côté sous-mamelonnaire droit, disparu le lendemain et remplacé par un point de côté plus vif et persistant à gauche. Admis à l'hôpital, le 30 janvier.

Examen à l'entrée. — IIIᵉ jour : taille moyenne, robuste constitution, face légèrement vultueuse, état saburral de la langue, température normale, pas de fièvre. Pouls : 70 ; pas de constipation ; céphalalgie assez vive, point de côté gauche très douloureux.

Examen de la poitrine. — Cœur normal, pas de souffle, ni de dédoublement ; thorax bien développé.

Poumons. — Diminution des vibrations vocales, peu marquée à droite, très notable à gauche, aux bases ; submatité avec élasticité conservée en arrière, à gauche, aux deux tiers inférieurs ; sommets normaux.

A l'auscultation : Aux bases, quelques râles sibilants disséminés également des deux côtés, mêlés de quelques râles humides fins ; de plus, à gauche, en arrière et dans la partie moyenne, souffle doux, mal limité, expiratoire et, plus bas, des bruits secs et fins de crépitation perçus à l'inspiration, apparaissant aux deux temps par les fortes respirations, non modifiés par la toux, tout à fait superficiels, nés sous l'oreille et provenant certainement de la plèvre. Pas de toux ; pas d'expectoration ; état général relativement bon ; pas de fièvre ; tube digestif normal ; appétit diminué ; pas d'albumine.

On fait le diagnostic de *congestion pneumo-pleurale gauche, de nature grippale,* avec bronchite généralisée légère des grosses bronches, diagnostic basé sur le début brusque avec frisson et point de côté, la céphalalgie (qui a persisté 4 à 5 jours), la courbature profonde.

Le souffle doux et les râles humides fins ont persisté quelques jours, s'éteignant progressivement avec la sibilance. Quant à la crépitation pleurale, elle s'est montrée immobile pendant plus de deux mois, malgré les révulsifs (teinture d'iode, pointes de feu).

On note que le 15 avril, les bruits secs de crépitation pleurale sont encore très nets aux deux temps de la respiration ; ils existent presque comme au premier jour.

Le 2 mai, la crépitation pleurale disparaît ; quelques frottements discrets aux deux temps, moins secs, plus souples, presque humides.

OBSERVATION II[1]

D... L..., 33 ans, artiste lyrique. Entré le 27 avril 1894, salle Notre-Dame, n° 24.

Antécédents héréditaires et personnels normaux ; pas de maladie antérieure.

Maladie actuelle. — Le 20 avril, D... est pris, brusquement, de violents frissons et d'une douleur vive au côté gauche. Le lendemain, il a de la céphalalgie, un peu de dyspnée, il tousse, mais n'abandonne pas son travail, et peut voyager à pied. Cet état dure, sans améliorations, les jours suivants, et le malade demande son entrée, à l'Hôtel-Dieu, le 27 avril.

État actuel. — IX° jour : 28 avril. — Point de déformation thoracique ; à la palpation, les vibrations vocales sont très diminuées, presque éteintes dans les deux tiers inférieurs, en arrière, à gauche ; à la percussion, matité élastique, sans résistance au doigt, au même niveau ; au-dessus, dans les fosses sus et sous-épineuses, sonorité normale ; par l'auscultation, à la base gauche, silence respiratoire avec râles crépitants, fins, discrets ; et au-dessus, à la partie moyenne du poumon, souffle étalé, inspiratoire et expiratoire, paraissant un peu lointain, et fort sans rudesse. Par les efforts de toux, les râles apparaissent en bouffées et le souffle s'accentue.

En avant, à gauche, les sommets sont normaux, l'espace de Traube est sonore. Rien au poumon droit.

Le cœur est sain, la langue est bonne, humide, la peau normale, pas de température.

Expectoration grise, en solution de gomme, peu visqueuse, avec quelques stries de sang ; le point de côté se fait sentir encore dans les efforts de toux.

Urines normales.

Diagnostic. — Congestion pulmonaire grippale.

Traitement. — Bromhydrate de quinine, 1 gr. ; potion de Tood ; régime lacté.

X° jour, 29 avril. — Mêmes signes stethoscopiques, les crachats sont plus teintés et plus visqueux.

XI° jour, 30 avril. — Même matité et même absence de vibrations vocales à la base gauche ; pectoriloquie aphone très nette à ce niveau, avec un petit point d'égophonie, le souffle est dur à l'inspiration, plus doux à l'expiration Les râles crépitants ont presque complètement disparu. Crachats visqueux, pas de stries de sang. Temp. : 36°.

(1) Recueillie par M. Fabre, élève du service.

S'est-il surajouté de la congestion pleurale, ou bien la congestion pulmonaire a-t-elle fait un noyau de pneumonie séro-fibrineuse ou spleno-pneumonie ?

XIIe jour, 1er mai. — Vibrations vocales toujours diminuées, mais la matité est moins accentuée ; pectoriloquie aphone toujours très nette à la base du poumon gauche, le souffle est doux à l'expiration. moins rude à l'inspiration ; pas de râles ; expectoration visqueuse grisâtre. T. : 36°.

XIIIe jour, 2 mai. — Les vibrations vocales reviennent à la base, et sont toujours diminuées à la partie moyenne ; la sonorité reparait dans presque toute la hauteur du poumon gauche. On perçoit à peine, dans la ligne de l'aisselle, un soupçon de souffle doux inspiratoire et expiratoire. T. : 36°.

Nous avons assisté à l'évolution d'un point de pneumonie atténuée, dans la masse de la congestion pulmonaire, qui va être plus persistante.

XVe jour, 4 mai. — A peine un peu de submatité à la partie moyenne du poumon gauche, respiration un peu voilée à ce niveau, et dans la ligne de l'aisselle, soupçon de souffle doux et lointain. Vibrations vocales toujours diminuées.

XVIIIe jour, 7 mars. — Même état.

XXe jour. — Le malade sort de l'hôpital, guéri, n'offrant plus qu'un peu de respiration voilée et des vibrations vocales atténuées.

Les crachats ont été examinés. Ils contenaient des pneumocoques en petit nombre, modérément virulents; inoculés à la souris, celle-ci n'a succombé qu'à la quarantième heure, et le lapin a résisté.

OBSERVATION III[1]

Résumée. — E... F..., ménagère, 50 ans. Entrée le 9 mars 1894. Salle Sainte-Germaine, n° 21.

Prise en pleine santé, le 1er mars, d'un violent point de côté sous-mamelonnaire droit ; frissons légers, fièvre très vive pendant quelques jours ; toux modérée, expectoration peu abondante, extrême faiblesse, nausées ; prend le lit, chez elle, pendant huit jours.

Entrée à l'hôpital le IXe jour, avec un point de côté persistant, et de la toux fréquente et quinteuse, pâle, essoufflé, langue saburrale, inappétence absolue, constipation, pas de fièvre, cœur normal.

Poumons. — Rien aux sommets. En arrière, à droite, submatité et râles sous-crépitants humides dans toute la moitié inférieure du poumon et aux deux temps de la respiration, très

(1) Recueillie par M. Rispal, chef de clinique.

superficiels; exagération des vibrations thoraciques, la plèvre
paraît normale.

A gauche, quelques râles muqueux disséminés, sans modification de la sonorité ni des vibrations vocales. Expectoration peu abondante et spumeuse, quelques crachats purulents.

Diagnostic. — Grippe avec congestion pulmonaire droite, arrivée au neuvième jour, en pleine période de résolution.

Traitement. — Badigeonnages de teinture d'iode. Potion à la terpine. Vin de quinquina.

XVe jour, 15 mars. — Les signes de la congestion pulmonaire persistent avec la même intensité. Toux plus fréquente, crachats purulents. Le point de côté a diminué.

XXIIe jour. — La malade sort le 22 mars, sur demande, non guérie, toujours toussant et souffrant du point de côté.

Elle rentre le 6 juin, toujours fatiguée, disant n'avoir éprouvé aucune amélioration. On constate une légère diminution des vibrations vocales à la base droite, avec point de côté. La respiration s'entend au-dessous un peu voilée, sans frottements pleuraux, ni râles vésiculaires. Il s'est fait un peu de congestion pleurale dans l'intervalle des deux séjours de la malade à l'hôpital.

OBSERVATION IV [1]

Résumée. — G... (Elisa), 45 ans, domestique. Entrée le 16 mai 1894. Salle Sainte-Germaine, n° 7.

Antécédents alcooliques. — A l'âge de 30 ans, a eu un ictère catarrhal. Artères résistantes et flexueuses, retentissement clangoreux de l'aorte; a eu la grippe il y a deux ans.

Maladie actuelle. — G... a été prise, le 6 mai, d'un malaise général avec céphalalgie, dégoût des aliments, gêne respiratoire assez marquée, point de côté très accusé à droite, frisson intense et unique, sans toux ni expectoration; le quatrième jour, toux et crachats d'abord striés de sang, puis d'une couleur brique plus uniforme.

Examen à l'entrée. — XIIe jour de la maladie : quelques crachats rouillés, peu de toux, pas de dyspnée.

Poitrine normale à gauche; à la moitié inférieure du poumon droit, matité franche s'étendant jusqu'à la ligne axillaire; vibrations presque complètement abolies dans la zone correspondante; au même niveau, la respiration est abolie et couverte par une crépitation pleurale éclatante, avec quelques râles humides, fins et profonds, pas de souffle, ni de bronchophonie, ni de pectoriloquie aphone; légers souffle expiratoire dans la région de la bifurcation des bronches au poumon gauche.

(1) Recueillie par M. Soulié, interne du service.

Pas de température : 37°5 le soir ; pas d'albumine dans les urines.

Diagnostic. — Congestion pneumo-pleurale grippale, de la base droite.

XIVᵉ jour, 18 mai. — Foyer de râles sous-crépitants serrés à la base droite et expectoration rouillée.

XVᵉ jour, 19 mai. — Absence de vibrations vocales dans le tiers inférieur du poumon droit en arrière. A ce niveau, frottements, râles perceptibles aux deux temps, surtout à l'inspiration, non modifiés par la toux. Au dessus, à la limite supérieure du lobe inférieur, foyer de râles humides fins; quelques crachats hémoptoïques.

XVIIᵉ jour, 21 mai. — Etat général apyrétique. Vibrations vocales diminuées; limites nettes entre la sonorité et la matité au niveau du tiers moyen du poumon droit; en bas, frottements pleuraux discrets, plus humides, entendus aux deux temps; plus haut, à la limite de la sonorité et dans la ligne axillaire, râles humides fins assez nombreux, à l'inspiration seulement, augmentés par la toux.

XIXᵉ jour, 23 mai. — Epistaxis peu abondant; les signes pulmonaires s'amendent notablement.

XXIᵉ jour, 25 mai. — Tout bruit vésiculaire anormal a disparu, il subsiste un peu de frottement pleural, avec submatité.

OBSERVATION V [1]

Résumée. — D..., 66 ans. Entré le 20 mars 1894. Salle Notre-Dame, n° 20.

Sujet aux bronchites répétées, tousse l'hiver, est facilement essoufflé. Le 2 mars 1894, admis à la clinique chirurgicale du professeur Jeannel, subit une double cure radicale de hernie. Suites opératoires tout à fait normales.

Maladie actuelle. — Le 6 mars, malaise avec fièvre, dyspnée, toux quinteuse et point de côté à gauche, les jours suivants, expectoration sanglante. On constate les signes de la congestion pulmonaire dans les deux bases, puis surviennent de véritables hémoptysies. Le malade ayant été opéré quelques années auparavant d'un épithélioma de la lèvre inférieure, bien guéri, on se demande s'il n'existerait pas une localisation pulmonaire de la néoplasie.

Entré le 20 mars à la clinique médicale, salle Notre-Dame, numéro 20.

Examen. — Toux quinteuse très pénible, douleurs thoraciques diffuses dans les deux côtés. Expectoration sanglante très abon-

(1) Recueillie par M. Rispal, chef de clinique.

dante. Respiration pénible. Du côté de la poitrine : en arrière à gauche, submatité dans le tiers inférieur ; à droite matité dans les parties moyenne et inférieure ; diminution des vibrations vocales des deux côtés, mais surtout à droite. Râles sous-crépitants de moyen volume à la base gauche ne couvrant pas le murmure vésiculaire ; à droite, silence respiratoire en bas ; dans la fosse sous-épineuse, souffle inspiratoire et expiratoire assez rude, étalé, avec bronchophonie à ce niveau.

Cœur normal, radiales athéromateuses. Température oscillant entre 38° et 38°5'. Urines légèrement albumineuses ; quantité, de 1,500 à 1,800 grammes.

Langue saburrale, anorexie ; ni diarrhée, ni vomissements.

Les jours suivants, l'expectoration sanglante diminue rapidement ; les râles sous-crépitants cèdent peu à peu.

Le 7 avril, le malade sort guéri ayant encore un léger souffle inspiratoire à la base droite.

OBSERVATION VI[1]

Résumée. — A... (Jean), 50 ans, jardinier. Entré le 13 février 1894. Salle Notre-Dame, n° 1. Sorti le 21 mars.

Antécédents. — Emphysémateux ; a eu, il y a trois ans, une pleurésie aiguë avec épanchement ; a souffert de plusieurs atteintes de rhumatisme articulaire aigu.

Maladie actuelle. — Au commencement de février a été pris brusquement de courbature généralisée, violent point de côté sous le mamelon droit ; fièvre légère, douleur de tête, dyspnée modérée, toux, faiblesse extrême.

État à l'entrée. — Le 13 février, abattement, douleurs dans tout le côté droit, gêne de la respiration, inappétence. Néanmoins, état général bon, pas de fièvre, pouls calme, régulier ; cœur normal, pas d'œdème, ni d'albumine.

Examen de la poitrine. — En arrière et à droite, matité dans toute la moitié inférieure du poumon, avec diminution très marquée des vibrations vocales, sans déformation du thorax, ni égophonie ; murmure vésiculaire très diminué, frottements assez nets à la base et sur la ligne de l'aisselle, respiration normale au sommet.

Au niveau du tiers moyen du poumon droit, foyer de râles sous-crépitants fins et secs, aux deux temps de la respiration ; quelques râles sibilants et ronflants au niveau des grosses bronches, des deux côtés.

Le lendemain, les râles sous-crépitants de la partie moyenne

(1) Recueillie par M. Baylac, interne du service.

du poumon droit avaient complètement disparu, les frottements secs de la base persistant.

Diagnostic. — Congestion pneumo-pleurale droite, d'origine grippale.

Sort, le 15 mars, en bonne santé, mais plongé dans un état d'asthénie marquée.

Nouveau séjour à l'Hôtel-Dieu, le 27 avril 1894. Diminution des vibrations vocales à la base droite, sans aucun phénomène stéthoscopique. Neurasthénie accentuée.

OBSERVATION VII [1]

Résumée. — C... (Justine), ménagère, 60 ans. Entrée le 7 mars 1894. Salle Sainte-Germaine, n° 10.

Antécédents. — Mal constituée, scoliose droite très accusée; sujette aux migraines, pas d'autre maladie.

Début. — Il y a un mois environ, a été prise subitement d'un violent point de côté à gauche sous le mamelon, s'irradiant dans la région dorsale, qui a duré deux jours, et forcé la malade à s'à-liter; céphalalgie, frissons légers suivis de grande chaleur; vers le cinquième jour, sueurs très abondantes, et toux quinteuse sans expectoration, grande lassitude, inappétence absolue, qui n'a pas cessé jusqu'à ce jour.

Etat actuel. — Se plaint d'une grande faiblesse, d'un point de côté à gauche, avec toux. Pas de fièvre, pouls régulier, 70 pulsations. Cœur normal. Langue saburrale, inappétence, constipation. Urines normales.

Examen de la poitrine. — Point de côté au quatrième espace intercostal gauche exaspéré par la pression. Sommets normaux en avant. En arrière, à gauche : submatité dans toute la moitié inférieure, diminution des vibrations vocales. Nombreux râles crépitants fins secs, qui s'entendent aux deux temps de la respiration, véritable crépitation neigeuse, superficielle, plus évidente dans les respirations profondes, crépitation pleurale très nette; gros râles sibilants disséminés dans les deux côtés, sommets normaux en arrière comme en avant. Toux fréquente, mais sans expectoration.

Diagnostic. — Congestion pneumo-pleurale d'origine grippale, les phénomènes sont éteints, vu le début éloigné de la maladie; les signes de la congestion pleurale persistent, comme il arrive d'ordinaire.

Le 15 mars, les signes thoraciques ne sont pas modifiés.

---

(1) Recueillie par M. Baylac, interne du service.

OBSERVATION VIII[1]

Résumée. — B. J..., ménagère, 34 ans. Entrée le 2 janvier 1895. Salle Sainte-Germaine, n 14. Sortie le 10 janvier.

Antécédents personnels. — Bonne santé générale, a eu dix enfants. Actuellement enceinte au septième mois de la grossesse.

Le 30 décembre 1894, à la suite d'un refroidissement, malaise et courbature générale. Le 31, violents frissons et point de côté très vif à gauche, dyspnée intense, fièvre très ardente, prend le lit.

Entrée à l'Hôtel-Dieu, le 2 janvier 1895.

Examen à l'entrée. — Constitution robuste, fatigue générale, dyspnée intense, point de côté violent sous le mamelon gauche, toux fréquente, expectoration peu abondante. Temp. axill. soir, 39°5.

V° jour, 3 janvier. — Délire dans la nuit et pas de sommeil. T. M., 39°2, dyspnée intense, quarante-cinq mouvements respiratoires. Point de côté toujours vif, thorax immobilisé, toux fréquente, crachats visqueux, adhérents, sans teinte rouillée.

Examen du thorax. — Deux foyers de congestion pleuro-pulmonaire, très superficiels, situés, l'un au sommet droit en arrière, l'autre à la base gauche, celui-ci étendu jusqu'à l'angle inférieur à l'omoplate. Signes physiques, diminution de la sonorité, sans matité franche, élasticité normale, vibrations vocales diminuées, râles sous-crépitants humides aux deux temps, très fins, très superficiels, surtout nombreux à la base gauche. Dans les deux poumons, râles ronflants et sibilants disséminés.

Cœur normal. Langue saburrale.

Urines rares, foncées en couleur, contenant 0,75 cent., d'albumine par litre.

Traitement. — Ventouses sèches. Régime lacté absolu. Potion de Tood à l'extrait de quinquina. Bromhydrate de quinine, 1 gr.

Soir, T. S., 39°4. Point de côté et dyspnée moindres, la malade se sent soulagée.

VI° jour, 4 janvier. — Nuit calme, sans sommeil, T. M., 39°. Urines plus abondantes et albumineuses. Toux fréquente, crachats visqueux, légèrement teintés.

Mêmes signes thoraciques, plus un véritable souffle tubaire au niveau de la fosse sus-épineuse droite.

Examen des crachats. — Présence du pneumocoque encapsulé.

Les mouvements du fœtus n'ont pas été modifiés, les battements cardiaques sont nettement perçus.

T. S., 39°6.

(1) Recueillie par M. Rispal, chef de clinique.

VIIIe jour, 6 janvier. — Amélioration notable. Dyspnée et point
de côté disparus, expectoration presque nulle. Urines, 50 cent.
d'albumine.

A l'auscultation. — Râles crépitants, très fins et très superficiels, très nombreux par la toux. Souffle disparu. T. M., 37°2.
T. S., 37°4.

X^e jour, 8 janvier. — Bouffées de râles sous-crépitants aux
deux temps, très nets surtout au sommet droit en arrière.
T. M., 36°8. T. S. 37°2. Régime lacté absolu.

XIe jour, 9 janvier. — T. M., 36°7. T. S., 37°.

Quelques traces d'albumine dans les urines.

Mêmes signes physiques ; râles sous-crépitants, sonorité toujours diminuée, vibrations vocales moins éteintes. Expectoration
presque nulle.

XIIe jour, 10 janvier. — L'albumine a disparu.

La malade sort sur sa demande.

Ces états singuliers de congestion thoracique pneumo-
pleurale méritent d'être analysés avec quelque précision.

Leur symptomatologie d'ensemble en a été magistrale-
ment exposée par Queyrat[1] et Duflocq[2].

Le début se fait tantôt par un frisson léger, erratique ;
plus souvent il est solennel, comme dans la pneumonie,
la fièvre est vive ; il y a de la douleur de côté, de la
dyspnée, une toux brève, pénible, une expectoration pathognomonique en solution de gomme ; augmentation
de volume du côté malade ; vibrations normales ou diminuées, jamais augmentées, que la plèvre soit ou non parti-
cipante ; submatité à limites vagues. L'auscultation se
modifie graduellement avec l'état pathologique : le murmure vésiculaire diminue, s'éteint, le souffle apparaît ; vien-
nent aussi les râles humides, crépitants fins. L'affection
se localise le plus souvent à la partie moyenne de la poitrine et en arrière.

Ces signes sont typiques et spécialement groupés, de
sorte que Duflocq en fait justement les signes cardinaux

(1) Queyrat. *Revue de Médecine*, 1885.
(2) Duflocq. *De la congestion pulmonaire.*

de la congestion pulmonaire ; ils ont chacun leur caractère propre. La submatité est à limites diffuses, avec con-
servation de l'élasticité à la percussion, ce qui la distingue
de la matité des épanchements qui est à limites nettes et
résistante sous le doigt ; les vibrations vocales sont diminuées ou abolies, même lorsque le poumon seul est in-
téressé, les vésicules étant pleines d'un exsudat séro-fibri-
neux qui rapproche le poumon plutôt de la densité du
liquide [1].

Dans un cas (garçon de 12 ans), il nous a été donné
d'observer la disparition et le retour successifs et répétés
des vibrations vocales, et nous avons pu nous demander
si cette mutabilité d'un signe physique, d'ordinaire constant, n'était pas, comme l'alternance de la respiration affai-
blie avec le souffle doux, une conséquence de l'expectoration, laquelle, peu abondante, obstrue les bronches et affai-
blit le murmure vésiculaire, tandis que, plus active, elle
rend les bronches plus perméables et ramène le souffle [1].
Ce rapport n'a pu être saisi, l'enfant ne sachant pas cracher
et déglutissant son expectoration.

Les phénomènes d'auscultation ont des caractères encore plus spéciaux, savoir, le souffle et la crépitation [2] :
on perçoit un souffle doux, étalé, qui ne se superpose pas
à la matité, et n'a pas avec elle un rapport de surface, il en
dépasse les limites, il a son maximum au niveau de la racine des bronches et s'entend aux deux temps de la respiration, non précédé et surtout jamais suivi du râle crépi-
tant de retour ; il disparait rapidement (Potain). Au souffle
sont ordinairement associés des râles sous crépitants fins,
disséminés, inspiratoires, un peu plus serrés dans les
efforts de toux et qui paraissent dus à la crépitation des
parties superficielles du poumon congestionné. Mais il
faut surtout noter un autre mode de crépitation, très dif-

(1) Grancher. *Spleno-pneumonie : mal. de l'app. respir.*
(2) Faisans. *Soc. méd. hôp.* Paris, 1892.
(3) Duflocq. *Loc. cit.*

férent du précédent, très spécial ; c'est une crépitation superficielle, à bruits secs, souvent égaux et fins, d'apparence bulleux, entendue aux deux temps de la respiration, nullement modifiée par la toux, et, par là, distincte des râles crépitants vrais ; on l'entend surtout à la fin de la maladie, et elle survit au souffle et à la congestion vésiculaire ; cette crépitation particulière est due à la fluxion pleurale qui accompagne la fluxion pulmonaire, c'est le frottement-râle, c'est la crépitation pleurale de Bouillaud. Ce souffle et cette crépitation peuvent être différemment associées : tantôt le souffle existe seul, tantôt il est accompagné, tantôt suivi de la crépitation, et ceci marque bien l'indépendance des deux phénomènes et leur provenance de deux lésions distinctes.

L'expectoration, aussi, est spéciale et quasi-pathognomonique. Ce sont des crachats peu visqueux, plutôt sirupeux, d'un gris clair et transparent, exactement comparés à une solution de gomme, accompagnés ou non de quelques stries de sang, ou quelque peu teintés, mais jamais rouillés. Cette expectoration gommeuse est due sans doute à ce que l'exsudat pulmonaire contient peu ou pas de fibrine ; en effet, l'absence de fibrine dans les foyers infiltrés du centre de la pneumonie grippale a été signalée [1].

Ces signes sont d'une mobilité extrême ; ils apparaissent, s'associent, se succèdent, s'éteignent du jour au lendemain, changeant de siège dans le même côté, et quelquefois d'un côté à l'autre de la poitrine.

A cette description typique se réfèrent les observations précédentes qui tombent normalement sous la rubrique de congestions pulmonaires ou pneumo-pleurales ; cette dernière désignation devant être préférée à celle de pleuro-pulmonaire, pour indiquer la prédominance évidente de l'élément pulmonaire sur l'élément pleural de l'affection.

Un point est à mettre en remarque dans nos observations, c'est l'allure clinique de la maladie, la marche con-

(1) *Annales de l'Institut Pasteur*, 1893, p. 681.

tradictoire de l'état général fébrile de courte durée, à défervescence brusque, et la persistance de l'état local, que
trahissent les signes physiques perçus encore avec l'apyrexie, dans la convalescence et même au delà avec l'entière
guérison.

Le mode de début et l'ensemble des troubles fonctionnels, indiquent bien une affection aigüe intrathoracique[1];
toutefois, les phénomènes généraux s'éteignent avant le
sixième ou huitième jour, d'où la désignation légitime de
pneumonie abortive ou de pneumococcie atténuée, de pneumonie sub-aigüe; elle n'a pas le cycle thermique régulier
de la pneumonie vraie; l'état général devient vite bon,
l'apyrexie et l'appétence s'établissent sans hésitation; géné-
ralement même la température descend au-dessous de la
normale, et l'hypothermie dure huit à dix jours, comme
dans la convalescence de maladies graves. Dans un cas
(obs. VIII), l'albuminurie s'est montrée pendant la période
d'activité de la grippe et a disparu avec la défervescence,
marquant bien le caractère infectieux de l'affection.

Quant aux signes locaux, ils persistent plus ou moins
longtemps, aussi bien ceux qui procèdent du poumon que
ceux qui procèdent de la plèvre. En général, tandis que la
fièvre est modérée et dure peu, la lésion anatomique est
sensiblement plus persistante, beaucoup plus durable que
dans la pneumonie; plus durable encore si la fluxion pleurale
s'est ajoutée à la fluxion pulmonaire. Ici encore se montre
une opposition nette entre la chute brusque de la température, dont l'allure pneumonique est manifeste, et la
survie des signes physiques qui peut être de deux ou trois
septenaires; se rapprochant ainsi de la spleno-pneumonie
pour laquelle Grancher admet une durée de quatre ou cinq
semaines[2].

Comme la congestion se prolonge, les signes physiques
prennent alors une fixité tout à fait en opposition avec leur

(1) Faisans. *Soc. méd. hôp.* Paris, 1802, p. 585.
(2) Grancher. *Mal. app. resp.*

mutabilité du début. Et comme leur localisation se fait souvent dans les parties moyennes du poumon, foyer normal d'origine, avec extension vers les parties hautes, on peut, par un juste retour, se demander si l'on n'a pas eu affaire, non à une congestion grippale mais à une pneumonie tuberculeuse qui aurait laissé après elle une lésion caséeuse en voie de ramollissement. Cette préoccupation est surtout légitime lorsqu'il s'agit d'enfants ; la tuberculose pulmonaire chez eux prenant souvent la forme aiguë et pneumonique et les signes physiques étant presque de tout point semblables à ceux de la pneumopathie grippale.

Gaucher [1] a cité des exemples de persistance de la congestion pulmonaire avec une ténacité remarquable, après la guérison apparente de la grippe. Nous pouvons donner aussi le cas d'une malade de la ville, qui, prise en janvier 1894 d'une congestion pulmonaire grippale, avec les signes typiques, n'a pu résoudre sa fluxion, et conserve encore, après quinze mois, à la base du poumon gauche, de la submatité et des râles sous-crépitants fins, surtout inspiratoires, avec retour des vibrations vocales ; ici la congestion grippale a fait de la pneumonie chronique ; cette malade, atteinte d'autre part d'une affection des organes du petit bassin, n'est ni cardiaque, ni albuminurique, ni tuberculeuse, les sommets sont normaux, l'expectoration, très rare d'ailleurs et souvent nulle, ne contient pas de bacilles.

Plusieurs de nos observations indiquent de même la persistance des signes thoraciques et la résolution plus difficile de la lésion pulmonaire, malgré la courte durée et la chute brusque de la température.

Enfin, si l'on voulait différencier d'un mot la pneumopathie grippale d'avec la pneumonie, nous dirions avec Duflocq [2] « que dans celle-ci tous les signes sont concor-

(1) Gaucher. *Soc. méd. hôpitaux de Paris*, 1890, p. 104.
(2) Duflocq. *Loc. cit.*

« dants, tandis que dans la congestion pulmonaire ils
« sont paradoxaux. »

Lorsqu'il y a coexistence de congestion pleurale, la submatité et la crépitation pleurale peuvent persister pendant
plusieurs mois.

Cette lésion pleurale se restreint le plus souvent à la
fluxion du feuillet viscéral et à la pleurésie sèche, qui en
est la suite (obs. VI); parce qu'elle a des signes normalement plus persistants que ceux de la fluxion pulmonaire,
il faut la distinguer des résidus d'une pleurésie ancienne
possible.

Dans la congestion thoracique grippale, la plèvre fait de
la pleurésie viscérale, avec ou sans exsudat, comme dans
toute inflammation corticale du parenchyme pulmonaire;
le plus souvent l'exsudat est faible et fugace, et quoique cette pleurésie finisse avec l'inflammation pulmonaire,
elle laisse souvent une symphyse mince comme témoin
définitif d'une maladie passagère[1]; mais comme l'épais-
sissement pleuréal est très ténu, il ne se traduit que par
une submatité légère et peu durable.

L'association des lésions pulmonaires et pleurales dans
les affections thoraciques est très fréquente (Andral,
Potain); la pleurésie méta-pneumonique en est la preuve
la plus éclatante (obs. X); mais souvent aussi les altéra-
tions de la séreuse dans la pneumonie se réduisent à de
fausses membranes minces qui n'offrent qu'un intérêt anatomique[2]. Il n'en est pas de même pour la pneumopathie
grippale, et c'est assurément la fluxion de la plèvre dans
la congestion grippale, qui donne à cette affection sa
caractéristique spéciale, sinon spécifique.

Les caractères propres de la grippe thoracique peuvent
se résumer ainsi : soudaineté du début, gravité apparente
des symptômes généraux, défervescence brusque de la
température, comme dans la pneumonie, dont elle se dis-

(1) Grancher. *Mal. de l'app. resp.*, p. 441.
(2) Netter. *Soc. méd. hôp.* Paris, 1889.

tingue par les signes physiques : diminution moindre de la sonorité, peu ou pas de modifications de l'élasticité, diminution des vibrations vocales, râles plus fins et plus superficiels; dissémination des foyers, dont le siège électif de début est au lobe moyen. La durée de la maladie est toujours longue ; le pronostic bénin (décès exceptionnels).

Traitement : contre les symptômes du début, ventouses sèches et badigeonnages d'iode; contre l'infection générale, le bromhydrate de quinine.

II

Congestion avec pneumonie

OBSERVATION IX [1]

Grippe. — Spléno-pneumonie.

Résumée. — R... (Eugène), cordonnier, 32 ans. Entré le 3 janvier 1894, salle Notre-Dame, n° 1. Sorti le 21 janvier.

Antécédents. — Bonne santé, réformé pour bégaiement, marié, un enfant de 8 ans bien portant. Tousse depuis l'hiver 1892-93.

Maladie actuelle. — Le 24 décembre 1893, pendant son travail, R... est pris d'un violent point de côté à droite, avec frissons répétés, suivis d'une abondante sueur et de fièvre vive; très gêné pour respirer, il doit prendre le lit; les jours suivants, survient une toux fréquente avec expectoration abondante, mais sans crachats rouillés ou sanguinolents. Cet état dure une semaine, avec inappétence absolue ; point de côté et toux, la fièvre seule ayant diminué. Entre à l'hôpital le 3 janvier 1894.

Etat à l'entrée : XI° jour de la maladie. — R... est pâle et maigre, très gêné pour respirer et pour parler ; il presse avec sa main le côté droit de la poitrine pour calmer la douleur. Toux fréquente, crachats purulents; langue saburrale, constipation. Pas de fièvre, pas d'œdème, pas d'albumine, urines très chargées de sels.

(1) Voir le numéro du 15 novembre 1895.
(2) Recueillie par M. Baylac, interne du service

Examen de la poitrine. — Poumon gauche; état normal au sommet et à la base.

Poumon droit : Submatité et légère exagération des vibrations vocales au sommet, sans râles ni bruits anormaux. Dans toute la moitié inférieure, on constate : une diminution considérable des vibrations thoraciques, de la matité résistante, une disparition presque complète du murmure vésiculaire; pas d'égophonie, pas de souffle ni de râles sous-crépitants. Mauvais état général, léger engorgement des ganglions cervicaux postérieurs; le malade a maigri, il a des sueurs nocturnes, fièvre modérée.

Diagnostic. — Congestion pulmonaire grippale à forme de spléno-pneumonie.

Pour lever tous les doutes sur la non existence d'un épanchement pleurétique, on fait avec la seringue de Pravaz, en arrière, sur la ligne de l'aisselle, une ponction qui ne ramène pas une seule goutte de liquide.

L'examen des crachats a décélé la présence de quelques bacilles de Koch.

Le malade sort, le 21 janvier, nullement amélioré.

Il est revu le 29 mars. L'état général paraît meilleur, le malade travaille : les lésions du sommet droit sont stationnaires; pas de craquements. Les signes physiques de la base persistent presque aussi nets.

OBSERVATION X [1]

Grippe. — Congestion pneumo-pleurale. — Pneumonie. — Pleurésie méta-pneumonique.

B... (Adolphe), 18 ans. Entré le 3 avril 1894, salle Notre-Dame, n° 25.

Antécédents héréditaires et personnels négatifs, sauf une fièvre typhoïde il y a deux ans.

Maladie actuelle : Ier jour, 31 mars après midi. — Refroidissement, courbature, céphalalgie violente, sans frisson, fièvre légère, prend un peu de quinine.

IIe jour, 1 avril. — Point de côté violent à gauche, prend le lit, violent mal de tête, gêne respiratoire, manque absolu d'appétit. Cet état dure deux jours.

V[e] jour, 4 avril. — Entrée à l'Hôtel-Dieu. — *État* : Bien constitué, facies pâle, pommettes colorées, moiteur à la peau. Temp. 40°3, pas de dyspnée, toux, crachats visqueux et sanguinolents.

Thorax. — Submatité aux deux tiers inférieurs du poumon gau;

(1) Recueillie par M. Soulié, interne du service.

che, avec notable diminution des vibrations vocales; souffle de moyenne intensité au niveau de la bifurcation de la bronche gauche, s'étendant vers la base et vers l'aissello, et répondant par suite à une zone sonore, et à la partie supérieure de la zone de matité ; il existe à ce niveau de la bronchophonie.

A la base, avec la matité absolue, absence complète de murmure vésiculaire, avec quelques frottements-râles fugaces. — Trait. : sulfate de quinine, alcool, diète lactée.

VII° jour. — Mêmes phénomènes : crachats rosés, modérément visqueux, pas de râles crépitants; souffle très étendu en haut, plus rude en bas, matité, diminution de la respiration et des vibrations vocales. Temp. 40°.

VIII° jour, 7 avril. — Défervescence brusque. Temp. 37°1 quoique l'état général du malade soit le même : souffle doux, étalé, dans tout le lobe moyen, partant de la racine de la bronche gauche, quelques frottements humides disséminés sur la ligne externe du thorax ; à la base, le son paraît revenir, submatité, murmure vésiculaire et vibrations vocales diminués, pas de souffle ni de râles de retour. Crachats peu visqueux, rosés, tendant à la solution de gomme, peu abondants ; pas de dyspnée; sueurs profuses à la face.

IX° jour. — La température remonte à 40·3 ; crachats visqueux et très rouillés, mêmes signes stéthoscopiques que la veille, pas de signe de pneumonie.

X° jour. — Temp. revenue à 37°5 ; avec les signes d'auscultation précédents, on note à la partie moyenne du poumon gauche des bouffées de râles sous-crépitants fins, avec souffle rude au-dessous, trahissant un noyau de pneumonie.

XI° jour, 10 avril. — Temp. 36°6, abolition à peu près complète des vibrations dans les deux tiers inférieurs à gauche, expectoration presque nulle, gommeuse, à peine rosée.

A la partie moyenne, noyau de matité et de bronchophonie au centre de la zone pneumonique, avec souffle doux étalé ; silence respiratoire à la base, quelques râles humides discrets; plus de bouffées de crépitants ni de souffle rude ; les signes physiques de la pneumonie ont disparu. Sueurs profuses.

XIII° et XIV° jours. — Bon état général, apyrexie, disparition des phénomènes pulmonaires. Il reste encore quelques phénomènes pleuraux de crépitation axillaire.

XIX° jour. — On note à gauche de la matité dans toute l'étendue du poumon, avec abolition des vibrations et du murmure vésiculaire, égophonie, soupçon de pleurésie.

XXI° jour, 20 avril. — Une ponction exploratrice avec la seringue de Pravaz amène un peu de liquide séreux.

Note bactériologique : Dans les crachats on a trouvé du pneumocoque en grand nombre ; le liquide pleurétique en contenait aussi, leur virulence était très grande, le lapin et la souris ont succombé rapidement.

OBSERVATION XI[1]

Grippe. — Congestion pulmonaire et pneumonie.

Résumée. — V... (Antoine), 36 ans, colporteur. Entré le 30 mars 1894, salle Notre-Dame, n° 6. Sorti le 14 avril.

Antécédents. — Père cardiaque et emphysémateux, décédé — lui-même paraît avoir eu, il y a cinq ans et demi, une attaque de rhumatisme aigu généralisé ; boit deux à trois litres de vin par jour, pas d'alcool ; artères résistantes, pas de syphilis.

Maladie actuelle : 1er jour, 26 mars. — Céphalalgie intense avec frisson et délire, point de côté très violent, dyspnée légère ; applique un vésicatoire le lendemain.

V⁴ jour. — *Examen à l'entrée.* On l'hospitalise surtout à cause du délire très violent qu'il présente chaque soir ; dyspnée, crachats rouillés constatés par le malade depuis le 2⁰ jour ; matité dans les deux tiers inférieurs du poumon gauche, avec diminution des vibrations vocales et du murmure vésiculaire ; souffle rude, surtout à la partie moyenne, dans la gouttière vertébrale au bord spinal de l'omoplate ; à nouveau on entend quelques râles crépitants. T. S. 39⁰7.

VI⁰ jour. — Même état. La nuit précédente, délire très violent et très bruyant ; le malade est très agité. T. 38⁰7.

VII⁴ jour, 1er avril. — T. M. 38⁰4 ; T. S. 38⁰ 6 ; grande agitation. On prescrit: potion de Todd et ext. thébaïque, 0,20 centig.

VIII⁰ jour. — Le délire a complètement disparu. T. M. 38⁰7 ; soir, défervescence complète : T. S. 37⁰1.

X⁴ jour. — Le souffle persiste, il est toutefois beaucoup moins rude et surtout expiratoire. T. M. 37⁰1 ; T. S. 37⁰4.

XII⁰ jour. — Le souffle est devenu doux, étalé, il a son maximum à la racine des bronches, on perçoit quelques râles sous-crépitants, autant de signes de la congestion pulmonaire grippale.

XVI⁴ jour, 11 avril. — *Auscultation :* A la zone inférieure du poumon gauche, râles humides fins, discrets, augmentant par l'effort de toux, respiration voilée, submatité et diminution des vibrations vocales ; plus haut, le son revient, ainsi que les vibrations ; le souffle doux, étalé, a complètement disparu. Etat général bon.

XIX⁰ jour, 14 avril. — *A la sortie :* Quelques râles sous-crépi-

(1) Recueillie par M. Soulié, interne du service.

tants discrets et disséminés à la base gauche, pas de souffle, la perméabilité du poumon se rétablit, des vibrations reparaissent. Exéat sur la demande du malade.

OBSERVATION XII [1]

Grippe. — Congestion pneumo-pleurale gauche, pneumonie.

Résumée. — D... (Joseph), 25 ans, terrassier. — Entré le 22 mars 1895, salle Notre-Dame, n° 4. Sorti le 10 avril.

Antécédents. — Bonne santé. Pneumonie pendant son service militaire ; fait usage de boissons alcooliques.

Ier *jour, 18 mars.* — Le matin, frisson subit, céphalalgie ; le lendemain, point de côté violent sous-mamelonnaire gauche, avec dyspnée et fièvre, bientôt suivi de toux et d'expectoration gommeuse et rouillée.

V[e] *jour, 22 mars.* — *Examen à l'entrée :* facies congestionné, yeux excavés, lèvres et face agitées de contractions fibrillaires ; anxiété respiratoire très grande, point de côté très vif; pupilles dilatées. T. S. 39°6.

VIe *jour.* — Nuit très agitée, délire permanent. T. M. 39°4. P. 120, R. 50. Toux très fréquente, expectoration abondante, crachats gommeux, très adhérents, striés de sang (pneumocoques), urines rares, très chargées en urates, pas de sang ni d'albumine.

Examen thoracique : Submatité dans les deux tiers inférieurs du poumon gauche en arrière, vibrations vocales exagérées, souffle tubaire au niveau de la grosse bronche, se propageant vers l'aisselle, râles humides, moyens aux deux temps de la respiration.

A droite, quelques râles fins disséminés à la base.

Cœur normal, bruits précipités, pas de souffle.

Langue blanche saburrale, diarrhée légère, foie augmenté de volume ; pas d'œdème des membres inférieurs. T. S. 39°2. État grave. Tr. : ventouses sèches, teinture d'iode, pot. caféine et extr. quinquina, lait, limonade vineuse.

VIIe *jour.* — Nuit très agitée, délire permanent, défervescence brusque de ces symptômes à cinq heures du matin.

A 8 h. T. 37°8, P. 132, R. 48; la dyspnée est encore vive, même expectoration, même état local pulmonaire gauche. Quelques vésicules d'herpès sur les lèvres, l'aile du nez, le menton. T. S. 38°3, même traitement.

VIIIe *jour.* — Nuit agitée, mais sans délire. T. M. 38°, urines plus abondantes (1000 cc.), la diarrhée diminue. Toux fréquente,

(1) Recueillie par M. le Dr Baylac, chef de clinique.

même expectoration abondante. Dans le poumon gauche, aux deux tiers inférieurs et plus particulièrement sous l'aisselle, râles crépitants inspiratoires très nets. Dans la journée, le malade perçoit à nouveau un violent point de côté au-dessous du sein gauche, dyspnée. T. S. 39°1.

Trait. : large vésicatoire à l'ammoniaque, bromhydrate de quinine 1 gr. Pot. avec teint. digitale XXX gouttes.

IXe jour. — Nuit agitée, quelques vomissements, le matin T. 37°1. P. 100, respiration très fréquente: 70 ; dyspnée extrême, sueur froide. A l'auscultation, mêmes signes physiques aux deux tiers inférieurs en arrière; en outre, dans le creux sous-claviculaire gauche, submatité, diminution des vibrations vocales, bouffées de râles sous-crépitants très fins, très superficiels, surtout inspiratoires. T. S. 36°5.

Xe jour. — Journée calme, amélioration, sommeil sans agitation ni délire ; T. M. 36°8, P. 95, R. 45; point de côté disparu, toux moindre, crachats muco-purulents non rouillés. Auscultation : son meilleur, quelques râles fins au tiers inférieur ; mêmes signes physiques dans la région claviculaire gauche.

XVe jour, 1er avril. — Poumon, à gauche et en arrière, sonorité à peu près normale, quelques râles humides à la base et dans la région de l'aisselle. Au sommet gauche en avant : diminution de la sonorité et des vibrations vocales, râles sous-crépitants fins aux deux temps de la respiration.

Ces signes persistent pendant toute la durée du séjour du malade à l'Hôtel-Dieu, ils sont encore très nets au moment de la sortie, le 11 avril.

OBSERVATION XIII

Pneumonie sans symptômes fonctionnels.

Résumée. — S... (Jeanne), 62 ans, ménagère. Salle Sainte-Germaine, n° 10. Entrée le 11 avril 1894. Sortie le 2 mai.

Pneumonie droite de la moitié inférieure du poumon : matité, vibrations vocales augmentées, souffle rude, râles sous-crépitants fins en bouffées. Pas de dyspnée, pas de toux, pas d'expectoration.

14 avril. — Même état.

16 avril. — Les signes stéthoscopiques s'éteignent ; souffle plus doux, à peine quelques râles, bouffées profondes par les efforts de toux, vibrations égales des deux côtés; état général bon; ni toux, ni expectoration.

19 avril. — Résolution presque complète. Sortie le 2 mai, guérie. Revue en juin : aucun signe physique à l'auscultation, faiblesse générale.

OBSERVATION XIV

Pneumonie du sommet droit sans symptômes fonctionnels.

Résumée. — Mᵐᵉ M... (Louise), 45 ans.

Iᵉʳ jour : 6 avril 1894. — Point de côté violent à droite sous-mamelonnaire, fièvre, agitation, dépression profonde des forces, dyspnée d'effort, pas de toux, ni d'expectoration ; rien à la poitrine, ni au cœur.

Traitement. — Antipyrine, 1 gr.

IIᵉ et IIIᵉ jours. - Même état.

Diagnostic — Grippe ; urines albumineuses.

Traitement. — Bromhydrate de quinine, cataplasmes sinapisés loco dolenti.

IVᵉ jour. — Le point de côté a disparu, insomnie, inappétence, nausées ; rien dans le thorax.

Vᵉ jour. — Abattement profond, pas de fièvre.

Traitement. — Pot. acétate d'ammoniaque ; régime lacté exclusif.

VIᵉ jour. — Retour de la fièvre, abattement, dyspnée légère ; pas de point de côté, pas de toux, pas d'expectoration.

Examen de la poitrine. — Sommet droit en arrière ; submatité, vibrations vocales augmentées, souffle rude bien circonscrit au sommet, ressemblant à un bruit de soupape ; râles humides fins, qui apparaissent en bouffées par les efforts de toux ; rien en avant sous les clavicules ; pneumonie du sommet.

Traitement. — Bromhydrate de quinine, lait.

VIIᵉ jour : 12 avril. — Fièvre tombée, lourdeur vers l'épaule droite, mais pas de point de côté, pas de toux, pas d'expectoration, langue blanche, épaisse, sèche et fendillée ; sommet : matité en arrière, souffle moins rude, râles humides plus discrets ; constipation.

VIIIᵉ jour, même état. — Mêmes signes physiques qui s'étendent plus bas, jusqu'à moitié poumon ; pas de toux, pas d'expectoration, pas de dyspnée.

IXᵉ jour. — État général meilleur, la langue se dépouille, sommeil ; signes pulmonaires bien localisés à la moitié supérieure du poumon droit ; ils diminuent d'intensité ; ni dyspnée, ni toux, ni expectoration.

Xᵉ jour : 17 mars. — Légère submatité dans la fosse sous-épineuse, avec vibrations vocales plus accentuées, souffle lointain, quelques bulles ; apparitions de bouffées et râles crépitants profonds par la toux, timbre parcheminé indistinct de la respiration. Bon état général, pas de toux, pas de crachats, percussion douloureuse au sommet droit.

XIVe jour. — Quelques râles humides disséminés sous l'omoplate. Se lève. Bon appétit, bon sommeil.

XXe jour. — Tout signe physique a disparu, l'état général s'améliore lentement.

OBSERVATION XV[1]

Grippe et pneumonie chez un emphysémateux. — Mort. —
Autopsie.

Résumée. — D... (Henri), 35 ans, maréchal-ferrant. Entré le 21 février 1894 Salle Notre-Dame, n° 26. Décédé le 24 février.

Antécédents. — Scoliose droite remontant, dit-il, à l'âge de 15 ans. Maréchal-ferrant depuis l'âge de 14 ans, sa profession et sa gibbosité ont produit de l'emphysème pulmonaire précoce. Il est sujet aux bronchites qui, même légères, sont très pénibles ; au début de l'hiver il a été soigné, à l'Hôtel-Dieu, pour un catarrhe des bronches.

Ier jour. — Le 19 février, il est pris, brusquement, d'un violent point de côté à gauche, avec frisson, fièvre et dyspnée très intense. Cet état s'aggravant, il entre à l'Hôtel-Dieu le 21 février.

IIIe jour. — *Etat à l'entrée* : Facies congestionné, dyspnée très marquée, parole entrecoupée. Température peu élevée : 38° ; pouls rapide, langue sale, constipation.

Albumine dans les urines : 0,50 c. par litre, qui sont diminuées : 600 gr. dans les vingt-quatre heures ; pas d'œdème cutané.

Examen du thorax. — Scoliose droite très marquée, aplatissement du côté gauche. Emphysème pulmonaire et signes de bronchite disséminés dans les deux poumons.

Aux deux bases, râles très fins humides, perçus aux deux temps de la respiration, beaucoup plus serrés à gauche ; pas de modification notable de la sonorité, ni des vibrations vocales ; sauf un peu de submatité à la base gauche ; point de souffle.

Expectoration peu abondante ; pas de crachats sanguinolents.

Le malade évite de tousser, à cause de son point de côté ; dyspnée violente qui ne paraît pas en rapport avec les signes thoraciques.

Du côté du cœur. embryocardie et tachycardie ; pas de souffle, ni de dédoublement. L'aorte semble un peu dilatée.

Le diagnostic de grippe est admis, mais on incline à attribuer à l'état du cœur la dyspnée restant et tous les troubles fonctionnels présentés par le malade.

Traitement. — Badigeonnage de teinture d'iode et enveloppe-

(1) Recueillie par M. Baylac, interne du service.

ment ouaté, inhalations d'oxygène, caféine en potion et en injections sous-cutanées. Extrait de quinquina, régime lacté.

Cet état persiste pendant trois jours, sans modification, l'état général s'aggrave et le malade succombe le VIᵉ jour (24 février, à 9 heures du soir).

Autopsie[1]. — Le 26 février, trente-huit heures après la mort. Emphysème très marqué des deux poumons, au niveau des bords antérieurs et des sommets. Le poumon gauche est atteint d'hépatisation grise dans son lobe inférieur ; la surface porte l'empreinte des côtes, sans fausses membranes. Le parenchyme est augmenté de consistance, cependant les fragments plongés dans l'eau ne gagnent pas le fond du vase. Sur la coupe on ne constate pas l'aspect ordinaire de la pneumonie ; en effet, la surface de section n'est pas sèche, ni granuleuse ; il s'écoule, au contraire, une grande quantité de spume sero-purulente de couleur jaunâtre ; le lobe supérieur est sain.

Dans le poumon droit, simple congestion à sa partie postérieure et inférieure.

Le cœur est sain, pas de dilatation des orifices ou des cavités, pas de lésions valvulaires, myocarde normal.

Le foie et les reins sont un peu congestionnés et augmentés de volume ; ils paraissent légèrement gras sur la coupe.

Le suc pulmonaire puisé en pipettes Pasteur, au sein de la masse pneumonique, est examiné sur lamelles et ensemencé en divers milieux de culture. Sur lamelles, on constate la présence de quelques pneumocoques encapsulés ; l'ensemencement sur gélose et dans le bouillon donne des colonies de bacterium coli, mais il s'agit probablement d'une infection post mortem.

Des coupes du poumon, colorées par divers procédés (Kühne, Gram, Weigert), montrent les lésions ordinaires de la pneumonie, c'est-à-dire la présence d'un exsudat fibrino-leucocytaire dans les alvéoles ; cependant, la fibrine est en petite quantité. Il existe, en certains points, au milieu des alvéoles remplis d'exsudat, de petites cavités arrondies, vides, qui semblent être des alvéoles emphysémateux n'ayant pas pris part au processus pneumonique. On remarque encore la présence de quelques rares pneumocoques, sans autres microorganismes.

La lésion microscopique est bien celle de la pneumonie : alvéoles pleins de fibrine et épithelium desquamé, le microbe prédominant, sinon exclusif, est le pneumocoque ; mais les lésions macroscopiques sont spéciales : à la coupe, spume abondante grisâtre ; teinte de l'hépatisation grise, mais non pas la consistance ; le tissu est très friable à la pression ; mais les fragments

(1) Note de M. le docteur Rispal, chef de clinique.

flottent sur l'eau, les plus compacts restent suspendus dans le liquide, mais ne gagnent pas le fond du vase.

Si de la congestion pulmonaire à la congestion pleurale la limite est insensible, elle n'est pas moins insaisissable entre la congestion et la pneumonie.

Les observations X-XI-XII sont relatives à des faits de pneumopathie grippale dans lesquelles la lésion s'est montrée complexe et caractérisée par l'apparition d'un foyer de pneumonie au centre de la masse congestionnée ; dans deux cas (Obs. X et XI) il a été donné d'observer deux poussées successives : l'une, de congestion grippale simple ; l'autre, de congestion avec foyer pneumonique ; les courbes thermiques sont d'ailleurs pareilles, et la marche a été identique dans les deux cas.

Des faits semblables sont signalés par Duflocq[1] : ce sont des pneumonies à noyau profond difficilement saisissables ; les signes propres faisant défaut, ceux de la congestion sont seuls perceptibles. Dans ces derniers cas, il s'agit toujours de congestions pulmonaires plus intenses poussant jusqu'à la pneumonie en un point, mais non de pneumonies s'accompagnant de congestion pulmonaire.

Dans l'observation IX, on a relevé les signes physiques de la spléno-pneumonie de Grancher. Celle-ci est bien, de l'avis de tous les cliniciens, une sorte de pneumonie subaiguë, avec syndrome pseudo-pleurétique, pneumopathie intermédiaire à la congestion pulmonaire et à la pneumonie. Chez ce malade, la grippe, à l'égal de tous les états infectieux, a donné naissance à la lésion spléno-pneumonique. Sans doute, il est suspect de bacillose, avec localisation banale aux sommets ; mais, comme la tuberculose n'est pas une suite immédiate de la spléno-pneumonie[2], comme, ici, l'infiltration bacillaire paraît antérieure à la pneumopathie grippale, on doit admettre

(1) Duflocq. Loc. cit.
(2) Faisans. Soc. méd. hôp. Paris, 1892.

l'indépendance des deux manifestations ; toutefois, il eût été intéressant de suivre plus longtemps le malade, pour constater si, après une période de rétablissement relatif, les signes avérés de la tuberculose pulmonaire se sont accentués.

L'infection grippale peut donner à la pneumopathie des allures tout à fait frustes, comme dans les observations XIII-XIV, où les signes stéthoscopiques sont ceux d'une pneumonie franche, mais évoluant sans dyspnée, sans toux ni expectoration, et présentant la marche traînante des affections congestives.

Elle peut s'accompagner de symptômes rares, comme dans l'observation V, où la congestion a été nettement hémoptoïque ; cette manifestation trouve, sans doute, sa raison d'être dans l'arthritisme du malade, diathèse congestive par excellence, surtout sous la forme hémoptoïque[1].

Enfin, elle peut provoquer des lésions absolument inattendues. Témoin, le malade de l'observation XV, qui a succombé, au sixième jour, d'une congestion grippale intense et dont l'autopsie a révélé l'existence d'un état pneumonique de la base gauche avec caractères anatomiques bien spéciaux : la portion hépatisée donne à la coupe une spume abondante grisâtre, c'est la couleur de l'hépatisation grise, mais non la consistance ; le tissu est très friable à la pression, les fragments flottent sur l'eau, quelques-uns, plus compacts, restent suspendus dans le liquide, mais ne gagnent pas le fond du vase. Les lésions microscopiques sont celles de la pneumonie : exsudat fibrino-leucocytaire, mais pauvre en fibrine ; le microbe prédominant, sinon exclusif, est le pneumocoque de la pneumonie lobaire, fibrineuse ; il est nettement virulent.

Cette lésion ressemble de tous points à celles que provoque le rhumatisme dans l'appareil respiratoire. La pneu-

(1) Queyrat. Loc. cit.

monie hépatisée n'y est pas ordinaire, dit Besnier[1]. Ce n'est pas une pneumonie, au sens absolu du mot, mais une pseudo-pneumonie, de l'engouement, ou de la splénisation pulmonaire ; elle correspond surtout aux formes intenses et aiguës de congestion et d'œdème pulmonaire. Queyrat[1], étudiant les causes dyscrasiques de la congestion pulmonaire primitive, dit expressément qu'on considère aujourd'hui et de plus en plus comme des états congestifs les manifestations pulmonaires du rhumatisme dont on a fait souvent des pneumonies ; il en donne comme caractères : cliniquement, la fugacité et la mobilité des lésions ; anatomiquement, l'apparence non granuleuse du parenchyme pulmonaire, la facilité de surnager, sa friabilité évidente. Devant ces constatations disparates, Besnier a pu dire qu'il y a une grande différence entre la lésion vivante et la lésion morte.

N'est-il pas permis de se demander si cet état anatomique ne serait pas la lésion typique de la congestion pneumonique grippale ? Peu nombreuses sont les autopsies dans lesquelles la mort n'a pas été due aux complications graves de broncho-pneumonie ou de pneumonie avec hépatisation grise.

Puisque la dyscrasie rhumatismale, c'est-à-dire le rhumatisme infectieux, provoque de telles lésions anatomiques avec un syndrome clinique si caractéristique, pourquoi la grippe, maladie infectieuse aussi, et de nature essentiellement congestive, fluxionnaire, ne produirait-elle pas des manifestations analogues, anatomo-pathologiques et symptomatiques ? Il y a entre ces deux infections des similitudes qui ne sauraient échapper, et le rapprochement s'impose ; mais, il ne faut pas aller au-delà, et la sage réserve de Queyrat, au sujet de la congestion pulmonaire, est toujours de mise, à savoir que beaucoup de processus pathogéniques nous échappent.

(1) Besnier. *Dict. Encycl.*
(2) Queyrat. *Rev. méd.*, 1885.

III

Au résumé, il s'agit ici de pneumopathies dont les lésions pulmonaires et pleurales paraissent avortées, dont les signes sont malvenus et frustes, la marche acyclique, l'anatomo-pathologie anormal, et cet ensemble, par ses disparates mêmes, donne à ces affections une personnalité clinique, une autonomie manifeste. Leur apparition à une période déterminée de l'année, dans l'hiver et le printemps de 1893-94 et 1894-95, pendant une épidémie de grippe, le grand nombre d'observations recueillies dans un service hospitalier, auxquelles on pourrait en ajouter plusieurs autres relevées en ville, établissent un lien indéniable entre ces affections thoraciques et l'épidémie coïncidente, et leur nature grippale est évidente.

La parenté est étroite entre la congestion pulmonaire et la spléno-pneumonie, entre celle-ci et la pneumonie, et la série de nos observations démontre que la gradation est insensible entre ces divers états : tous sont phlegmasiques et infectieux ; mais leur processus pathologique n'a pas le type cyclique et par suite ne semble pas dominé par un microbe déterminé, comme l'est la pneumonie ; et cependant l'analogie avec celle-ci est étroite au point de vue des symptômes généraux et fonctionnels : c'est le tableau complet, quoique atténué, de ce qui se passe dans la pneumonie [1].

Il semble bien que dans les pneumopathies grippales, le pneumocoque se retrouve le plus souvent, sinon toujours. Plusieurs fois, nous l'avons constaté à des degrés divers de virulence. Grasset lui fait jouer un rôle pathogénique de premier rang dans sa pneumococcie thoracique. Pour expliquer que ces phlegmasies n'aboutissent pas à l'hépatisation pneumonique, on admet qu'elles procèdent d'un virus pneumonique atténué. Et, en effet, la virulence atténuée paraît provoquer une symptomatologie atténuée

(1) Rendu. *Leçons cliniques*, t. I, p. 113.

aussi. C'est ainsi que Fernet[1] a constaté récemment un
état semblable à la suite des injections intra-pulmonaires
de naphtol dans le traitement de la tuberculose pulmonaire;
il se produit des phénomènes inflammatoires passagers
dans le poumon et au niveau de la plèvre; on trouve de
l'expectoration visqueuse, transparente, gommeuse; on
perçoit les signes d'une pneumonie légère: submatité,
râles crépitants, souffle peu intense, associés quelquefois
à des frottements rapeux de pleurésie sèche; inflammation
subaiguë qui représente l'ébauche d'un processus cura-
teur.

Le caractère infectieux des pneumopathies grippales
n'est pas douteux: leur apparition au printemps, leur
coïncidence avec les pneumonies, leur parenté avec la
grippe en sont la preuve. Par suite, leur origine microbienne s'impose. Mais quel est le microbe générateur?

Dans l'état actuel de nos connaissances une réponse
ferme est impossible. Dans les pneumopathies grippales, il
faut tenir compte de l'infection grippale et de l'affection
thoracique. Quel est définitivement le microbe de la grippe?
quelle est l'action spécifique du bacille de Pfeiffer? quelles
manifestations produit-il sur l'appareil pulmonaire, et
quels états cliniques proviennent de son polymorphisme
probable?

La bronchite serait-elle l'élément majeur de l'infection
grippale[2]? et l'intervention des microbes vulgaires surajoutés ferait-elle la grippe pulmonaire ou pneumopathie
grippale?

La présence du pneumocoque — si souvent rencontré
dans l'expectoration — constitue-t-elle une association de
complication, et son degré de virulence serait-il la cause
du degré de gravité des manifestations thoraciques, évoluant sur un terrain préparé par la grippe à l'infection
secondaire? Ou bien, ces pneumopathies seraient-elles sim-

(1) Fernet. (*Société de Thérapeutique*, 1895, séance du 27 mars).
(2) Thoinot. *Manuel de médecine*, t. I

plement le fait de l'infection grippale? Gaucher[1] a, en effet, émis l'hypothèse qu'il pourrait exister une pneumonie grippale pure, sans infection secondaire.

Il semble bien que la grippe, maladie infectieuse, procède d'un microbe, probablement polymorphe, encore mal connu et d'une valeur pathogène par là même indéterminée; mais, il semble aussi que les formes cliniques de l'infection grippale doivent beaucoup de leur caractéristique aux microbes surajoutés; et, par suite, la grippe serait un type d'infection par associations microbiennes.

En effet, la conception de la pathogénie des maladies par les microbes n'est pas restée longtemps simpliste; si la bactériologie s'est justement efforcée à chercher le microbe de chaque maladie, et souvent a réussi à le déterminer, elle ne s'est pas enfermée dans l'axiome étroit : tel microbe, telle maladie. Le même microbe n'est jamais le même et les degrés de son activité sont infinis; le terrain envahi est différent dans chaque cas, et mouvant dans un même cas; l'agent virulent n'envahit pas seul, il a des complices, il est souvent une coalition, et chaque unité s'exalte ou s'atténue par le groupement : le microbe du tétanos paraît n'évoluer que dans les plaies en suppuration; dans la diphtérie, l'association du bacille de Loëffler avec le streptocoque rend impuissant le vaccin de Roux.

Dans la grippe, le bacille de Pfeiffer marche accompagné de divers éléments pathogènes dont la virulence ne saurait être décomptée en autant d'unités; l'infection grippale est une résultante des virulences combinées dont le hasard, ou les influences atmosphériques, ou l'organisme de support, ont provoqué l'association.

Ses manifestations les plus fréquentes sont les localisations thoraciques; mais dans les affections de la poitrine

(1) Gaucher. *Soc. méd. hôp.*, Paris, 1890, p. 197.

rien n'est pathognomonique, ni signes, ni lésions , pas même dans la pneumonie franche qui semblait devoir réaliser le type accompli d'une maladie définie produite par un microbe unique. La grippe est un ensemble au point de vue de l'infection; elle peut se manifester sur tous les organes, tous les systèmes ; elle a une forme thoracique, abdominale, nerveuse, comme la fièvre typhoïde ; il y a une spécificité grippale comme il y a une spécificité typhique ; dans l'une comme dans l'autre, la limite est impossible à établir entre ce qui est ou pourrait être l'infection propre et ce qu'on appelle les complications, encore que celles-ci procèdent des infections secondaires ou de l'auto-intoxication. Tout se tient dans un ensemble infectieux, et l'état grippal, comme l'état typhique doit être pris en bloc. Si la fièvre typhoïde se présente le plus souvent sous la forme abdominale, la fièvre grippale se manifeste surtout sous la forme thoracique.

Ces manifestations thoraciques sont, en réalité, ou peuvent être tout l'état grippal , la grippe elle-même. On ne saurait mettre leur évolution anatomique et symptomatique sous la dominante d'un agent pathogène déterminé.

Sans doute, le pneumocoque est de tous les microbes celui qu'on rencontre le plus fréquemment dans la grippe thoracique; il produit, ici, des déterminations pulmonaires spéciales, de la splénisation, comme il en produit dans les état cérébraux par exemple [1], mais, il manque souvent [2]; enfin, Mosny [3], n'a-t-il pas déclaré que « chaque espèce « microbienne détermine l'une quelconque des diverses « formes de la pneumonie et qu'une même forme de pneu- « monie peut être indifféremment déterminée par l'une « quelconque des espèces microbiennes, seule ou associée « à l'une des autres ».

(1) Duflocq. *Arch. génér. méd.* nov. 1891.
(2) Duponchel, Gaucher, *Soc. méd. hôp.*, Paris, 1890.
(3) *Archiv. de méd. expérim.*, 1890.

C'est donc l'infection générale de la grippe qui domine
les manifestations thoraciques locales ; elle les domine
assez pour leur donner, dans la diversité des cas, une caractéristique spéciale, une autonomie clinique à laquelle con-
vient bien la rubrique large de pneumopathie grippale.

Cette pneumopathie a une symptomatologie propre, un
syndrôme individualisé : la congestion pneumo-pleurale ;
peut-être aussi une lésion anatomique spéciale, la splénisation grise non granuleuse. A cet ensemble correspond
sans doute une spécificité microbienne, qui reste à déterminer. Jusque-là, il est permis, d'après l'observation, de
dégager une entité clinique : la pneumopathie grippale.

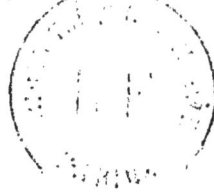

Toulouse. — Imprimerie MARQUÉS et Cie, boulevard de Strasbourg, 22